AF395284

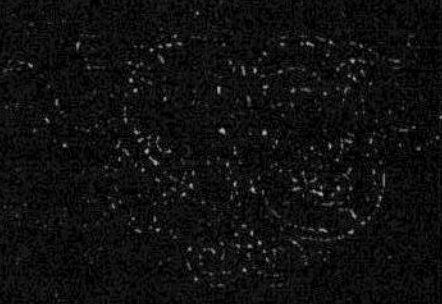

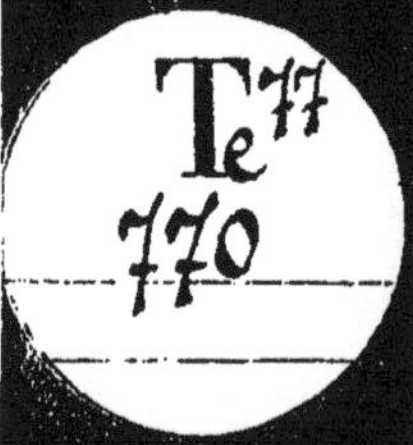

ISOLEMENT OBLIGATOIRE

DES

Tuberculeux dans les Hôpitaux

RAPPORT DU DR ARMAINGAUD

**Présenté le 19 décembre 1903 à la Commission permanente
au nom de la septième Sous-Commission.**

SUIVI DE LA

CIRCULAIRE MINISTÉRIELLE

Du 15 janvier 1904.

BORDEAUX

IMPRIMERIE G. GOUNOUILHOU

9-11, RUE GUIRAUDE, 9-11

1904

ISOLEMENT OBLIGATOIRE

DES

Tuberculeux dans les Hôpitaux

RAPPORT DU Dr ARMAINGAUD

PRÉSENTÉ LE 19 DÉCEMBRE 1903 A LA COMMISSION PERMANENTE
AU NOM DE LA SEPTIÈME SOUS-COMMISSION

Parmi les mesures à prendre contre la propagation de la tuberculose que la Commission a le devoir de signaler à la vigilance du gouvernement, il en est peu dont la mise en pratique soit plus urgente et dont la réalisation rapide s'impose avec plus d'évidence que celle qui fait l'objet du présent rapport.

Il s'agit, en effet, de l'isolement des tuberculeux dans nos hôpitaux ou, pour parler peut-être plus clairement, de leur éloignement des salles communes et de l'organisation de services spéciaux et nettement séparés.

Aussi, dans le magistral programme dont M. Léon Bourgeois nous a tracé les grandes lignes à l'inauguration de nos travaux, insistait-il avec force sur la nécessité de faire enfin passer dans la pratique cet isolement obligatoire des malades, et de nous saisir de cette arme puissante de notre défense sociale depuis si longtemps réclamée par le corps médical. Cette question fut rappelée à l'attention de la Commission plénière par le Prof. Bouchard qui, au nom de la 7ᵉ Sous-Commission, déposa une proposition spéciale. Notre président, M. Bourgeois, n'a pas perdu de vue un instant cette obsédante question, car c'est à la suite d'une récente visite à l'hôpital Beaujon, visite dont il a traduit les impressions avec une si éloquente émotion, que, sur sa demande, l'urgence a été prononcée dès que la 7ᵉ Commission, dont je suis aujourd'hui le porte-paroles, a été chargée de vous apporter sans retard une proposition motivée qui pût servir de point d'appui immédiat à l'intervention du gouvernement. Il suffira, en effet, je pense, pour expliquer l'impatient désir que nous avons tous d'une prompte solution, de rappeler en quelques mots ce qui se passe chaque jour dans nos salles de malades. Or, ce qui se passe le voici :

La tuberculose est une maladie contagieuse, et, cependant, dans nos hôpitaux, aussi bien en province qu'à Paris, les tuberculeux sont confondus avec les autres malades, séparés d'eux, bien souvent, par un espace si étroit que les meubles les plus indispensables à la propreté et aux besoins les plus urgents des malades ne peuvent y trouver place.

La *tuberculose*, dont les sujets atteints occupent près de la moitié des lits de nos salles, *est une maladie contagieuse*, aux germes de laquelle les organismes affaiblis par une maladie quelconque ou par la pauvreté offrent un terrain de culture particulièrement fertile; et, cependant, nous laissons ces organismes affaiblis et sans résistance en voisinage immédiat avec les pneumo-tuberculeux.

La tuberculose est une maladie contagieuse par l'expectoration des malades desséchée et réduite en poussière, par les fines gouttelettes liquides que leur toux projette autour d'eux et dont il est impossible d'éviter la production et la diffusion autrement que par des précautions spéciales qui ne peuvent être prises dans une salle commune; et, cependant, nous laissons dans chaque salle d'hôpital 30 malades atteints d'angine, d'entérite, d'affections cardiaques, d'anémie et de toutes les formes les plus variées de la misère physiologique, et offrant la plus accueillante réceptivité, en communauté d'atmosphère intérieure avec 15, 20, 25 autres malades qui répandent autour d'eux les germes tuberculeux.

La tuberculose est une maladie contagieuse et, cependant, nous permettons que les mêmes médecins, les mêmes internes, élèves et infirmiers qui sont en contact constamment répété avec les tuberculeux et avec les objets qu'ils ont pu souiller, puissent passer plusieurs fois par jour du contact de ces tuberculeux au contact des autres malades de la même salle. Et nous exposons encore les membres de ce même personnel médical et de ce même personnel auxiliaire à contracter eux-mêmes d'autant plus facilement la tuberculose qu'ils ne peuvent, dans un service commun, prendre les mesures préservatrices qu'ils pourraient prendre dans un service spécial.

Enfin, la tuberculose est une maladie *infectieuse* qui ne peut être rationnellement et utilement traitée qu'en assurant aux patients un air pur, constamment et méthodiquement renouvelé de jour et de nuit, en y ajoutant, avec une bonne nourriture, le repos et un sommeil calme; et, cependant, nous les plaçons avec 40 autres malades dans une atmosphère commune dont le renouvellement est rendu impossible par la nature même de leur mal qui s'oppose à l'ouverture des fenêtres; leur repos et leur sommeil sont forcément troublés par les patients qui se plaignent ou ceux qui sont en proie au délire; l'alimentation est forcément rendue insuffisante par toutes les conditions précédentes qui diminuent l'appétit et dépriment les forces digestives et assimilatrices.

Telles sont, Messieurs, les tristes réalités que nous avons chaque jour sous les yeux. Nous offrons aux malheureux des maisons de secours et de cure pour guérir ou atténuer la tuberculose, et nous créons, au contraire, de toutes pièces, la tuberculose, en réunissant les éléments séparés qui la composent. Nous prétendons lui arracher ceux qui en sont atteints et nous ne faisons que la procurer à ceux qui en sont exempts, et nous trompons ainsi leur confiance. Nous démontrons et proclamons chaque jour, nous crions sur les toits, de toutes nos forces, que le logement insalubre est un des facteurs les plus puissants, le plus puissant peut-être, de la production de la tuberculose, et nous imposons aux tuberculeux qui nous demandent asile et protection, et à ceux qui sont prédisposés à la tuberculose, un logement insalubre au premier chef!

Pour qu'un pareil état de choses, si absolument contraire à toutes les données de la science et si nettement en contradiction avec le devoir social d'assistance et de solidarité, ait pu se perpétuer si longtemps sous les yeux des médecins qui protestent, malgré le dévouement éclairé et la bonne volonté incontestables des administrateurs de l'Assistance publique, il faut — et cela est, en effet — que ceux qui ont voulu le faire cesser se soient trouvés en face de difficultés qui leur ont paru insurmontables. Mais examinées aujourd'hui à nouveau, après les discussions qu'a soulevées cette question dans les corps compétents et les rapports qui les ont condensées et analysées, et dont ce qui précède n'est qu'un résumé, ces difficultés deviennent à l'heure présente faciles à résoudre.

Et le moment est venu de faire céder les considérations secondaires devant l'intérêt supérieur de la défense sociale contre la tuberculose et devant l'intérêt des malades. Ce moment favorable est venu, parce que c'est la première fois que le gouvernement institue un *conseil permanent* chargé exclusivement d'étudier les *moyens de préservation* contre la tuberculose, et auquel il dit formellement : « Je vous institue pour que vous preniez l'initiative des mesures législatives et administratives à mettre en vigueur contre l'extension de la tuberculose; et je place parmi vous, pour traduire en lois et règlements vos solutions et vos propositions, les membres du parlement les mieux préparés à s'associer à vos études, et c'est le président de la Chambre des députés qui a bien voulu diriger vos travaux. »

Le moment favorable est venu aussi parce que l'éducation du public commence à se faire, parce que la notion du péril tuberculeux est enfin entrée dans ses préoccupations, parce que l'opinion publique, aujourd'hui éclairée, est mieux préparée aux sacrifices et aux efforts nécessaires, et à seconder, peut-être même stimuler l'action des pouvoirs publics.

Il ne nous reste donc plus, avant de formuler les résolutions que nous demanderons à la Commission de voter, qu'à rappeler en quelques mots les propositions qui ont été successivement formulées, dans ces dernières années, par les corps compétents, comme conséquence des faits et de la discussion des rapports qui leur furent présentés, et dont le rapport de MM. Grancher et Thoinot constitue le document le plus instructif et le plus décisif. Quatre discussions principales, suivies de conclusions et de propositions,

fermes, ont eu lieu depuis sept ans, et toutes ces discussions ont unanimement abouti à une conclusion
identique : l'urgente nécessité, le devoir absolu, pour
les administrations hospitalières, dans les départe-
ments comme à Paris, d'isoler les tuberculeux, de les
éloigner des salles communes.

I. — En 1896, le rapport de MM. Grancher et Thoinot,
présenté le 26 mars à la Commission de surveillance
de l'Assistance publique de la Seine, au nom d'une
commission spéciale, et approuvé par l'unanimité des
membres, concluait :

1° A l'isolement obligatoire des tuberculeux;

2° Comme mode de réalisation, à l'établissement et
à l'organisation, dans un certain nombre d'hôpitaux de
Paris, de pavillons ou quartiers spéciaux entourés de
jardins, autant que possible, et nettement séparés des
autres quartiers de l'hôpital. Dans certains hôpitaux,
l'adaptation spéciale de certains pavillons suffira; dans
d'autres, il faudra construire des pavillons ou quartiers nouveaux;

3° L'organisation de ces pavillons spéciaux compor-
tera un personnel hospitalier de choix, instruit et dis-
cipliné, capable de comprendre, d'appliquer et de faire
respecter les règlements de l'hygiène appropriée à la
tuberculose.

Il n'est pas sans intérêt d'ajouter que M. le Directeur
de l'Assistance publique, en remerciant les rappor-
teurs, déclara que le devoir de l'Assistance publique
était par eux si lumineusement et si nettement tracé,
que la responsabilité commune du conseil de surveillance et de l'administration « serait lourde, si le rapport
du Prof. Grancher restait lettre morte, et n'ajoutait
qu'une page éloquente à la littérature médicale ».

II. — En *1898*, l'Académie de médecine, saisie de la même question par le rapport de M. Grancher sur la *prophylaxie de la tuberculose*, conclut ainsi :

« Les *tuberculeux doivent être traités dans des pavillons spéciaux.* »

III. — En *1900*, la Commission de la tuberculose instituée, sur la proposition de M. le député Bompar, par le ministère de l'Intérieur, eut occasion de reprendre la question, et formula ainsi son avis, dont nous retrouvons le texte dans le rapport général de M. Brouardel :

1° Les tuberculeux doivent être séparés des autres malades;

2° Des hôpitaux spéciaux doivent être créés dans les grandes villes;

3° La Commission accepte, lorsqu'il ne sera pas possible de faire autrement, qu'il y ait, dans les hôpitaux, des quartiers réservés aux tuberculeux; mais c'est pour elle un pis-aller. Elle craint que dans les hôpitaux mixtes les séparations ne soient imparfaites (1).

IV. — Enfin, en décembre 1902, la Société de médecine des hôpitaux de Paris a voté, sur le rapport du D⟩ Barth, les conclusions suivantes :

« La Société médicale des hôpitaux de Paris, considérant que la cause principale de l'encombrement des hôpitaux de Paris est la présence, dans les services de médecine, d'un nombre considérable de tuberculeux

(1) J'ai fait remarquer à la Commission que le Rapport de la Commission de 1900 comportait un plus grand nombre de conclusions, mais la Commission permanente de la tuberculose n'ayant dans ses attributions que les mesures préservatrices et ne s'occupant ici de l'hospitalisation des tuberculeux qu'au point de vue prophylactique, j'ai dû détacher de la formule de la Commission de 1900 les conclusions relatives aux moyens de cure contre la tuberculose.

chroniques dont le séjour se prolonge indéfiniment et avec de grands risques de contagion pour les autres malades, émet le vœu :

» Que l'Assistance publique crée immédiatement, sur des terrains lui appartenant, un hôpital économique pour 500 ou 600 lits au moins, répartis en pavillons à rez-de-chaussée, analogues à ceux de l'hôpital Broussais... »

En résumé, Messieurs, il y a unanimité entre les quatre Commissions qui ont été successivement saisies de la question qui nous occupe. Votre 7ᵉ Sous-Commission, après l'avoir étudiée à nouveau, a trouvé dans les travaux antérieurs la plus lumineuse démonstration de la nécessité d'isoler les tuberculeux. Aussi est-elle unanime à vous demander le vote d'une formule de résolution invitant le gouvernement à assurer cette grande réforme, et précisant autant que possible dans quelles conditions elle devra être réalisée.

*
* *

Après discussion des formules proposées par M. Armaingaud, puis par M. Bouchard, et des divers amendements, la Commission a voté finalement les résolutions suivantes :

1° Dans tous les hôpitaux publics, les administrations compétentes doivent interdire les relations directes ou indirectes entre les malades tuberculeux et les malades non tuberculeux;

2° Les tuberculeux doivent être soignés dans des hôpitaux distincts qui leur seront exclusivement consacrés, et ils ne seront pas admis dans les autres services.

Les villes qui possèdent plusieurs établissements hospitaliers seront invitées, en conséquence, à affecter immédiatement aux tuberculeux un ou plusieurs de ces établissements;

3° Là où l'affectation d'un hôpital tout entier est impossible, des quartiers distincts seront exclusivement réservés aux tuberculeux;

4° Même quand on ne pourra faire un hôpital ni quartier spécial, les tuberculeux ne pourront jamais être soignés dans une salle commune.

<hr>

A la suite de ce Rapport, M. Combes, ministre de l'intérieur, président du Conseil, a adressé à tous les Préfets la circulaire suivante :

Paris, le 15 janvier 1904.

LE PRÉSIDENT DU CONSEIL

MINISTRE DE L'INTÉRIEUR ET DES CULTES

A MESSIEURS LES PRÉFETS,

Par une circulaire du 15 juin 1901, mon prédéceseur a tout particulièrement appelé votre attention sur les moyens pratiques de combattre la propagation de la tuberculose, notamment dans les établissements hospitaliers, qui, à tous égards, doivent en cette matière donner l'exemple.

Je crois devoir revenir sur cette question, dont la haute importance ne saurait vous échapper. Il ne paraît pas, en effet, que les instructions contenues dans la circulaire de 1901 aient été partout suivies exactement, et l'isolement des tuberculeux dans la plupart des hôpitaux est encore à réaliser.

Ainsi que l'expose très justement M. le Dr Armaingaud, dans son rapport à la Commission permanente de préservation contre la tuberculose, bien que cette affection soit une maladie contagieuse, les tuberculeux, dans la plupart de nos hôpitaux, aussi bien à Paris qu'en province, sont confondus avec les autres malades, séparés d'eux bien souvent par un espace si étroit que les meubles indispensables à la propreté et aux besoins les plus urgents des malades ne peuvent y trouver place. La tuberculose, dont les sujets atteints occupent près de la moitié des lits des salles d'hôpital, est, dit M. Armaingaud, « une maladie contagieuse, aux germes de laquelle les organismes affaiblis par une maladie quelconque ou par la pauvreté offrent un terrain de culture particulièrement fertile; et cependant, nous laissons ces organismes affaiblis et sans résistance, en voisinage immédiat avec les pneumo-tuberculeux.

» La tuberculose, ajoute le rapport, est une maladie contagieuse par l'expectoration des malades desséchée et réduite en poussière, par les fines gouttelettes liquides que leur toux projette autour d'eux et dont il est impossible d'éviter la production et la diffusion autrement que par des précautions spéciales qui ne peuvent être prises dans une salle commune; et cependant, nous laissons dans chaque salle d'hôpital 30 malades atteints d'angine, d'entérite, d'affections cardiaques, d'anémie et de toutes les formes les plus variées de la misère physiologique et offrant la plus accueillante réceptivité, en communauté d'atmosphère intérieure avec 12 ou 15 autres malades qui répandent autour d'eux les germes tuberculeux.

» La tuberculose est une maladie contagieuse, et cependant nous permettons que les mêmes médecins, les mêmes internes, élèves et infirmiers qui sont en contact constamment répété avec les tuberculeux et avec les objets qu'ils ont pu souiller, puissent passer plusieurs fois par jour du contact de ces tuberculeux au contact des autres malades de la même salle. Bien plus, nous exposons encore les membres de ce même personnel médical et de ce même personnel auxiliaire à contracter eux-mêmes d'autant plus facilement la tuberculose qu'ils ne peuvent, dans un service commun, prendre les mesures préservatrices qu'ils pourraient prendre dans un service spécial.

» Enfin, la tuberculose est une maladie infectieuse qui ne peut être rationnellement et utilement traitée qu'en assurant aux patients un air pur, constamment et méthodiquement renouvelé de jour et de nuit, en y ajoutant, avec une bonne nourriture, le repos et un sommeil calme; et cependant, nous les plaçons avec 40 autres malades dans une atmosphère commune dont le renouvellement est rendu impossible par la nature même de leur mal qui s'oppose à l'ouverture des fenêtres; leur repos et leur sommeil sont forcément troublés par les patients qui se plaignent ou ceux qui sont en proie au délire; l'alimentation est forcément rendue insuffisante par toutes les conditions précédentes qui diminuent l'appétit et dépriment les forces digestives. »

Il est du devoir étroit de l'administration de l'Assistance publique de ne pas laisser se perpétuer un pareil état de choses, si absolument contraire à toutes les données de la science, et en contradiction si manifeste avec le devoir social d'assistance et de solidarité. Pour remédier à cette situation déplorable, pour obtenir l'isolement des tuberculeux dans les hôpitaux, la Commission permanente de la tuberculose a, dans sa séance du 19 décembre 1903, voté les résolutions suivantes, qui indiquent les moyens pratiques de combattre utilement, dans les hôpitaux, le fléau de la tuberculose :

1° Dans tous les hôpitaux publics, les administrations compétentes doivent interdire toute relation directe ou indirecte entre les malades tuberculeux et les malades non tuberculeux;

2° Les tuberculeux doivent être soignés dans des hôpitaux distincts qui leur sont exclusivement consacrés, et ils ne seront pas admis dans les autres. Les villes qui possèdent plusieurs établissements hospitaliers seront invitées en conséquence à affecter immédiatement aux tuberculeux un ou plusieurs de ces établissements;

3° Dans les villes où l'affectation aux tuberculeux

d'un hôpital tout entier est impossible, des quartiers
distincts leur seront exclusivement réservés;

4° Même dans le cas où l'on ne pourra faire ni hôpital spécial, ni quartier spécial, les tuberculeux ne devront pas être soignés dans la même salle que les non-
tuberculeux.

J'adopte ces résolutions, et je vous prie de tenir la
main à ce qu'on s'y conforme dans le plus bref délai
possible. Ainsi que vous le remarquerez, l'isolement
des tuberculeux devra être obtenu soit par leur place-
ment dans un hôpital spécial, soit par l'institution d'un
quartier spécial, soit enfin, et seulement à défaut d'hôpital ou de quartier spécial, par l'affectation d'une salle
spéciale. L'importance des établissements hospitaliers,
la distribution des locaux existants, les ressources dis-
ponibles pour l'aménagement de nouveaux locaux seront des éléments d'appréciation dont il conviendra de
tenir compte pour l'application de l'un ou de l'autre
procédé d'isolement.

En tous cas, il importe d'aboutir. La question devra
être étudiée immédiatement par les Commissions hospitalières s'aidant des lumières du corps médical et
solutionné par elles sans retard.

J'ajoute que dans les hypothèses, rares je le souhaite,
où la simple affectation d'une salle spéciale ne pourrait
même être procurée, les administrations hospitalières
devront tout au moins établir dans les salles communes une séparation quelconque qui isolera les tuberculeux des autres malades. C'est là un procédé impar-
fait, qui doit être tout exceptionnel et n'avoir qu'un
caractère provisoire, préférable cependant à la promis-
cuité complète, puisqu'elle oppose quelque obstacle à
la diffusion des germes. Mais la règle, j'y insiste, c'est
l'hôpital spécial ou du moins la salle spéciale.

L'isolement s'entend, d'après le texte de la première
résolution ci-dessus rapportée, de l'interdiction de toute
relation directe ou indirecte entre les malades tuberculeux et les malades non tuberculeux. C'est dire que
les infirmiers et infirmières attachés au service des
malades tuberculeux ne devront donner leurs soins
qu'à ces hospitalisés et s'abstenir d'approcher les malades non tuberculeux.

Si le même médecin visite les tuberculeux et les non-tuberculeux, il devra du moins commencer par les malades non tuberculeux.

Quant au personnel secondaire attaché à la tuberculose, il sera tenu d'observer toutes précautions utiles, telles que changer de blouse, se laver les mains à la sortie du service, quand il se trouvera obligé de prendre contact avec le personnel des services de non-tuberculeux.

Au surplus, l'organisation d'un service d'isolement ne saurait dispenser les administrations hospitalières d'assurer une désinfection rigoureuse et se conformer exactement, dans le cas qui nous occupe, aux prescriptions prophylactiques réglementaires.

Veuillez, Monsieur le Préfet, porter les instructions qui précèdent à la connaissance des Commissions administratives, les faire ponctuellement observer dans tous les hôpitaux de votre département et y tenir personnellement la main.

Vous voudrez bien aussi m'accuser réception de la présente circulaire et m'informer ultérieurement, par un rapport spécial, des mesures prises ou décidées pour satisfaire à mes instructions.

Le Président du Conseil,
Ministre de l'Intérieur et des Cultes,

E. COMBES.

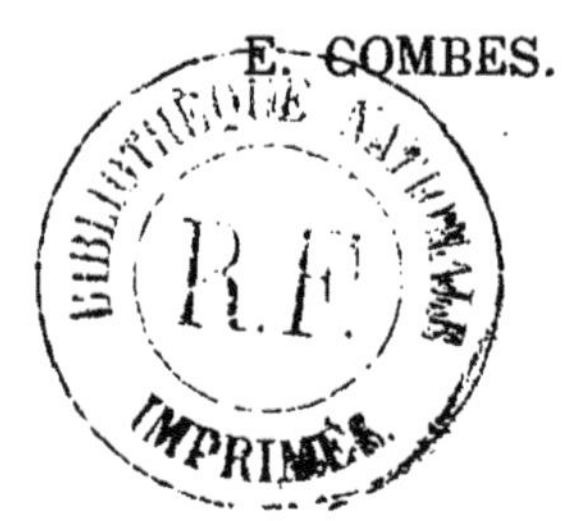